LOW CARB

Dieta a basso contenuto di carboidrati con piano nutrizionale

(Come perde peso con una dieta a basso contenuto di carboidrati)

Eros Zito

Traduzione di Jason Thawne

© Eros Zito

Todos os direitos reservados

Low Carb: Dieta a basso contenuto di carboidrati con piano nutrizionale (Come perde peso con una dieta a basso contenuto di carboidrati)

ISBN 978-1-989891-35-3

TERMINI E CONDIZIONI

Nessuna parte di questo libro può essere trasmessa o riprodotta in alcuna forma, inclusa la forma elettronica, la stampa, le fotocopie, la scansione, la registrazione o meccanicamente senza il previo consenso scritto dell'autore. Tutte le informazioni, le idee e le linee guida sono solo a scopo educativo. Anche se l'autore ha cercato di garantire la massima accuratezza dei contenuti, tutti i lettori sono avvisati di seguire le istruzioni a proprio rischio. L'autore di questo libro non potrà essere ritenuto responsabile di eventuali danni accidentali, personali o commerciali causati da un'errata rappresentazione delle informazioni. I lettori sono incoraggiati a cercare l'aiuto di un professionista, quando necessario.

INDICE

PARTE 1 1

INTRODUZIONE 2

COS'È UNA DIETA LOW CARB O ABASSO CONTENUTO DI CARBOIDRATI? 3

RICETTE LOW CARB SEMPLICI E FACILI DA SEGUIRE 29

ALTRI CONSIGLI ESSENZIALI SULLA PERDITA DI PESO LOW CARB 48

CONCLUSIONE 52

PARTE 2 53

INTRODUZIONE 54

CAPITOLO 1. RICETTE "FLASH" A BASE DI MAIALE A BASSO CONTENUTO DI CARBOIDRATI 1-7 57

CAVOLO E MAIALE AL FORNO 57

LASAGNA SENZA PASTA 59

FAGIOLI CANNELLINI & MAIALE 62

CORDON BLUE DI MAIALE IN CASSERUOLA 64

CARCIOFI & MAIALE 66

MAIALE IN PADELLA CON PATATE DOLCI 68

FUNGHI & MAIALE IN CASSERUOLA 70

CAPITOLO 2. CENA "FLASH" A BASE DI MANZO A BASSO CONTENUTO DI CARBOIDRATI 8-13 72

ZUCCA RIPIENA IN CASSERUOLA 72

BISTECCA IN ADOBO & VERDURE MISTE 75

MANZO AL CURRY PICCANTE 77

PETTO ALL'ITALIANA 79

PIZZA DI CARNE 81

FAJITA HAWAIANE 84

CAPITOLO 3. RICETTE "FLASH" A BASE DI POLLO A BASSO CONTENUTO DI CARBOIDRATI 14-19 87

POLLO AL CURRY 87

POLLO & CARCIOFI IN CASSERUOLA 90

POLLO AGLI AGRUMI 92

SPINACI FRESCHI ALLA FIORENTINA & POLLO 94

POLLO ALLE ARACHIDI & JALAPEÑO 97

POLLO ALL'AGLIO E SESAMO 99

CAPITOLO 4. RICETTE "FLASH" DI ZUPPE E STUFATI A BASSO CONTENUTO DI CARBOIDRATI 20-25 102

POZOLE DI POLLO PICCANTE 102

POLLO AL CHILI 105

ZUPPA DI POLLO AL LIMONE 108

ZUPPA DI GORGONZOLA E POMODORO 110

STUFATO DI SALSICCE DI CHORIZO 113

BISQUE CREMOSA DI ZUCCA **116**

CONCLUSIONI.. **118**

Parte 1

Introduzione

Grazie per aver scaricato il libro.

Questo libro presentafasi e strategie valide su come adottare in maniera efficace la giusta dieta low carb o a basso contenuto di carboidratiin base al proprio stile di vita e ai problemi di peso.Ideale per capire tutto quello che bisogna sapere su questo tipo di dieta. Inoltre, contiene un capitolo dedicato alle ricette facili da preparare.

Questo eBook offre consigli, guide e modalità su come dimagrire e mantenere la propria forma ideale.

Buona lettura!

Cos'è una dieta low carb o abasso contenuto di carboidrati?

Cosa si intende per dieta a basso contenuto di carboidrati, detta anche dieta low carb, ma soprattutto, è il modo giusto per perdere peso? Questo tipo di dieta presenta molte varianti, tutte basate sull'assunzione di alimenti ricchi di grassi e proteine, ma poveri di carboidrati. Sebbene questo tipo di dieta sia utilizzata principalmente per dimagrire, garantisce anche molti altri benefici per la salute.

Una dieta a basso contenuto di carboidrati è adatta per chi vuole cambiare le proprie abitudini alimentari e perdere peso. Prima di seguire questo tipo di regime o qualsiasi altro piano alimentare bisogna rivolgersi al proprio medico, soprattutto se si stanno seguendo delle cure o assumendo dei farmaci.

Il carboidrato è un macronutriente che fornisce calorie e può essere ottenuto da molti cibi o bevande. Molti tipi di carboidrati sono presenti negli alimenti vegetali, inclusi i cereali. I carboidrati complessi, o raffinati, si trovano nei legumi e nei cibi integrali, mentre i carboidrati semplici sono presenti nella frutta e nel latte. I carboidrati semplici o complessi vegono aggiunti dalle industrie alimentari al cibo confezionato, come nel caso delle caramelle, dolci, bibite gassate, pasta e pane bianco.

I carboidrati vengono utilizzati dall'organismo come principale fonte di energia. Durante il processo di digestione,

gli amidi e gli zuccheri provenienti dal cibo ingerito vengono suddivisi in zuccheri semplici e traformati in glucosio per poi essere distribuiti nel flusso sanguigno.
I carboidrati complessi, al contrario, resistono alla digestione e,oltre a fornire energia, svolgono un altro compito all'interno dell'organismo.
Quando la glicemia aumenta, il corpo rilascia automaticamente insulina, la quale facilita l'assorbimento di glucosio, processo che avviene per mezzo delle cellule. La maggior parte del glucosio fornisce energia per lo svolgimento di ogni tipo di attività, che si tratti di un allenamento pesante o dell'attività più semplice in assoluto, ossia respirare. Il glucosio in eccesso si propaga nei muscoli,

nelle cellule e nel fegato, dove viene conservato per il successivo utilizzo o trasformato in grasso.

Quindi, come si riesce a perdere peso con una dieta low carb? Con una quantità limitata di carboidrati che l'organismo riceve si avrà anche un livello più basso di insulina. In assenza di una sufficiente fonte energetica, il proprio corpo brucerà il grasso depositato per prendere l'energia necessaria, e ciò porterà al dimagrimento.

Cosa mangiare?

Quando si segue una dieta low carb i cibi da assumere dipendono da una serie di fattori, comela propria salute generale, i kili da perdere, e il tipo di attività fisica che si è soliti svolgere.

Ecco delle semplici linee guida da seguire con questo tipo di dieta:

Cosa mangiare: frutta, verdura, semi, grassi, uova, pesce, alcuni tipi di tuberi, carne, cereali senza glutine, oli sani e latticini ad alto contenuto di grassi.

Cosa evitare: prodotti industriali altamente lavorati a basso contenuto di grassi, grano, zucchero, grassi trans e olio di semi.

Prima di parlare ulteriormente dei cibi da includere nel proprio piano alimentare quotidiano, ecco i sette cibi da evitare:

1. Zucchero. Non ingerire quantità spropositate di zucchero, pertanto è bene limitare l'assunzione dei seguenti alimenti: gelato, bibite, succhi di frutta, pasticcini, caramelle e così via.

2. Cereali senza glutine. Evitare di mangiare cereali, come farro, segale, grano, orzo, e anche pasta e pane.

3. Grassi trans. Questi grassi includono oli idrogenati o semi idrogenati.

4. Oli vegetali e oli di semi ad alto contenuto di Omega 6. Meglio starne alla larga. Lo stesso vale per l'olio di girasole, di cotone, di mais, di cartamo, di canola, di semi d'uva e di semi di soia.

5. Dolcificanti artificiali. Se propro non si riesce a farne a meno, scegliere la Stevia, ed evitare ciclamato, saccarina, acesulfame potassico, sucralosio e aspartame.

6. Prodotti dietetci a basso contenuto di grassi. Crackers, molti tipi di latticini, cereali, e così via.

7. Cibi altamente raffinati. Se si vuole veramente seguire questa dieta, è importante iniziare a leggere fin da subito le etichette dei prodotti e soffermarsi attentamente sugli ingredienti, ciò vale anche per quei prodotti etichettati come alimenti sani.

Cibi poveri di carboidrati

Ecco alcuni esempi di cibi non processati a basso contenuto di carboidrati:

- Verdure. Le migliori sono: broccoli, carote, cavolfiori e spinaci.
- Pesce. Prediligere quelli pescati allo stato selvatico. I migliori tipi di pesci per questa dieta sono: trota, eglefino e salmone.
- Grassi e oli: lardo, olio di fegato di merluzzo, burro, olio d'oliva e olio di cocco.
- Frutta secca e semi. In particolare: noci, mandorle e semi di girasole.
- Uova ottenute da allevamento all'aperto o ricche di Omega-3.
- Frutta. Le migliori opzioni includono: fragole, arance, mirtilli, pere e mele.
- Latticini ad alto contenuto di grassi, quali: yogurt, formaggio, panna e burro.
- Carne. Scegliere animali *allevati* al

pascolo e/o *ad erba, per esempio: agnello, pollo, maiale e manzo.*

Se si deve perdere molto peso, bisogna limitare il consumo di frutta secca e formaggio. Inoltre, non si dovrebbe eccedere nell'assumere frutta, ma ciò dipende anche dal tipo di dieta low carb che si sta seguendo.

Per coloro che non necessitano di perdere molto peso, che godono di un ottimo stato di salute e che praticano varie attività fisiche, possono includere nella propria dieta anche:

· Cereali senza glutine: quinoa, riso e avena.

· Tuberi: patate e patate dolci.

· Legumi: fagioli neri, fagioli pinto e lenticchie.

È possibile assumere con moderazione anche i seguenti cibi:

· Vino. Scegliere quelli secchi senza carboidrati e senza zuccheri aggiunti.

· Cioccolato fondente. Prediligere i tipi biologici con una percentuali di cacao pari a 70% o maggiore.

Esempi di ciò che è possibile concedersi a un rinfresco:

· Tè

· Bibite gassate prive di dolcificanti artificiali.

· Caffè

· Acqua

È possibile compensare l'assunzione di una determinata quantità di frutta al giorno tramite l'aggiunta di molte verdure nella propria dieta, soprattutto per coloro che intendono assumere meno di 50 grammi di carboidrati al giorno.

Tipi di diete low carb o a basso contenuto di carboidrati

Ci sono vari tipi di diete low carb, o povere di carboidrati, che esistono da molti anni. La maggior parte di queste diete ha avuto successo grazie ad alcune persone che ne hanno garantito l'efficacia. Alcuni regimi alimentari hanno scatenato opinioni contrastanti, ma la maggior parte sta ottenendo un riconoscimento tradizionale.

Ciò è dettato dal ruolo efficace che la dieta ha in merito al dimagrimento, così come sugli effetti positividella salute.

È importante tenere conto che le diete low carb non sono tutte uguali. Per riuscire a capire quale piano alimentare fa al proprio caso, qui di seguito vengono presentati gli 8 tipi di diete più popolari:

1. Tipologia standard

La definizione di questo tipo di dieta non è ben definita. Viene presentata con diversi nomi, come dieta con carboidrati limitati, dieta low carb o a basso contenuto di carboidrati, o ancora dieta povera di carboidrati. Si basa in genere sul consumo dei seguenti alimenti: frutta secca, verdure, grassi sani, pesce, carne, semi e frutta. Prevede un'assunzione abbastanza limitata di: patate, bevande zuccherate, cereali e cibo spazzatura con un alto contenuto di zuccheri. L'apporto di carboidrati dipenderà dalla quantità di peso che si intende perdere e da altri fattori. Le successive linee guida posso essere d'aiuto nel delineare i propri piani inerenti a questo tipo di regime alimentare.

· Meno di 50 grammi di carboidrati al giorno. Ciò contribuirà a far perdere peso velocemente. Il segreto è mangiare frutta a basso indice glicemico, come frutti di bosco e verdure in abbondanza.

· Tra 50 e 100 grammi di carboidrati al giorno. È considerata una giusta dose per coloro che intendono mantenere il proprio peso o dimagrire in maniera costante.

· Tra 100 e 150 grammi di carboidrati al giorno. Tale opzione è preferibile per chi svolge attività fisica ad alta intensità. Ciò permetterà di mantenere il peso ideale. È possibile mangiare vari tipi di frutta e alcuni alimenti amidacei, come patate normali e patate dolci.

2. Dieta chetogenica

Questa dieta prevede un alto apporto di grassi e pochi carboidrati. È chiamata anche dieta keto. Ciò che verrà ingerito aiuterà l'organismo a raggiungere lo stato metabolico chiamato chetosi. Tale tipo di dieta veniva inizialmente usata come trattamento per curare l'epilessia refrattaria nei bambini. Secondo alcuni studi, questo piano alimentare viene considerato benefico per determinate condizioni di salute neurologiche e metaboliche. Attualmente è una delle diete più popolari per quanto riguarda il dimagrimento, efficace per sopprimere l'appetito, e tutt'ora seguita da atleti e culturisti.

La dieta chetogenica richiede una sufficiente assunzione di proteine, pochi carboidrati, e un alto apporto di grassi, in maniera tale da costringere l'organismo a bruciare grassi invece che carboidrati per ricavarne energia. Con una quantità insufficiente di glucosio, il fegato trasformerà automaticamente il grasso in acidi grassi e corpi chetonici. Quando il livello dei corpi chetonici all'interno del sangue aumenta, l'organismo entrerà in uno stato di chetosi. È questo che aiuta a ridurre le crisi epilettiche.

I copri chetonici o chetoni sono molecole idrosolubili. Sono in grado di fornire l'energia richiesta dal cervello passando per la barriera ematoencefalica. È importante notare che il cervello necessita ancora di una piccola quantità di glucosio, il quale viene prodotto dal sistema attraverso il processo chiamato gluconeogenesi.

Esistono vari tipi di diete chetogeniche. Alcune presentano regole ferree in merito al consumo di proteine in quanto un'eccessiva presenza di questo macronutriente all'interno dell'organismo può portare a una riduzione della quantità di corpi chetonici prodotti. Questo tipo di regime alimentare richiede un alto apporto di grassi e proteine, e in media, un'assunzione dicarboidrati inferiore ai 50 grammi al giorno, quindi dai 20 ai 30 grammi circa. La forma più convenzionale è la dieta chetogenica standard (Standard

Ketogenic Diet). Ne esistono anche altre che prevedono una maggiore assunzione di carboidrati rispetto a quella standard, come per esempio:

La dieta chetogenica ciclica (Cyclical Ketogenic Diet), la quale prevede per uno o due giorni a settimana una ricca assunzione di carboidrati.

La dieta chetogenica mirata (Targeted Ketogenic Diet), in cui vengono aggiunte piccole quantità di carboidrati da assumere nei giorni in cui si pratica attività fisica ad alta intensità.

3. Dieta Atkins

È probabilmente la dieta a basso contenuto di carboidrati più comune che esiste al momento. Prevede una riduzione dell'apporto di carboidrati e al tempo stesso un consumo illimitato di grassi e proteine. Se si segue questo regime alimentare, è necessario sottoporsi alle seguenti fasi:

· Preparazione. Questa prima fase durerà per un periodo di 2 settimane in cui l'assunzione di carboidrati deve restare al di sotto dei 20 grammi al giorno.

· Compensazione. Successivamente verranno aggiunti altri cibi in maniera graduale, come frutta, noci e verdure nel piano alimentare quotidiano.

· Ottimizzazione. Monitorare

attentamente il proprio peso. Quando si è vicini alla condizione ideale, è bene assumere più carboidrati in modo tale da rallentare il processo di perdita di peso.

· Mantenimento. In questa fase è importante ascoltare il proprio corpo ed essere liberi di mangiare la quantità di carboidrati desiderata purchè l'organismo reagisca in maniera positiva, edavere la certezza di non riprendere il peso perso in precedenza.

Questa dieta esiste da più di quarant'anni, e nel corso del tempo, sempre più persone ne stanno traendo beneficio. Secondo alcuni studi risulta essere anche sicura ed efficace.

4. Dieta Eco-Atkins

È la versione vegana della comune dieta Atkins. Prevede l'assunzione di cibi e ingredienti che derivano dalle piante. Questi ingredienti sono ad alto contenuto di grassi e proteine, come: frutta secca, glutine, oli vegetali e soia. La proporzione ideale del propriopiano alimentare quotidiano corrisponde alle seguenti percentuali: 45% di grassi, 30% di proteine e 25% di carboidrati. È probabile che questa dieta contenga più grassi rispetto alla normale dieta Atkins, ma è conosciuta appositamente per il dimagrimento e risulta essere valida anche per trattare alcuni problemi di salute, come le malattie cardiache.

5. Dieta Paleo

Questo tipo di dieta è tra le più seguite e popolari in tutto il mondo. Gli alimenti da assumere sono gli stessi che esistevano nel paleolitico, da qui il nome Paleo. Per i sostenitori di questa dieta, si afferma che mangiare tali cibi è una parte importante del processo di evoluzione dell'uomo e riprendere tale pratica può portare molti benefici per la salute. Oltre al dimagrimento, è ottimale nel trattare problemi cardiaci e nel ridurre la glicemia nel sistema.

Tale regime prevede l'assunzione dei seguenti alimenti: uova, pesce, turberi, semi, frutti di mare, frutta secca, frutta, carne e verdure. Una dieta ferrea vieta l'introduzione di: latticini, cibi processati, legumi, cereali e zuccheri aggiunti.

Potrebbe non risultare una dieta a basso contenuto di carbidrati a parole, ma a fatti lo è senza dubbio.

6. Dieta a basso contenuto di carboidrati e ricca di grassi (Low Carb High Fat)

In questa dieta l'attenzione è posta principalmente su: uova, latticini, carne, crostacei, pesce, frutti di bosco, grassi sani, verdura e frutta secca. L'apporto ideale di carboidrati varia da meno di 100 grammi a meno di 20 grammi al giorno. Tale regime alimentare era inizialmente diventato popolare in Svezia e nei paesi nordici, ma oggigiorno ha ottenuto sempre più seguaci da tutti i paesi del mondo. Si prediligono maggiormente cibi non processati e integrali, con un apporto standard di carboidrati.

7. Dieta Mediterranea low carb

Amata soprattutto dai medici. Gli alimenti inclusi in questo piano alimentare sono quelli che vengono consumati nei paesi mediterranei all'inizio del ventesimo secolo. È simile alla dieta mediterranea base, ma tale tipologia limita l'assunzione di cibi ricchi di carboidrati, come il grano integrale. Oltre a far dimagrire, presenta altri benefici per la salute, tra cui prevenire il cancro al seno, il diabete di tipo 2 e malattie cardiache. A differenza delle normali diete low carb, tale tipologiasottolinea l'importanza del consumo di olio extravergine d'oliva invece che altri grassi, pesce e carne rossa.

8. Dieta priva di carboidrati

Questa dieta include prodotti alimentari che derivano dal regno animale, come: uova, carne, pesce e grassi animali, tra cui lardo e burro. È possibile condire i piatti con spezie e sale.

Ci sono persone che preferiscono questo regime, ma non sono stati ancora effettuati degli studi in grado di garantire la sua sicurezza. Può funzionare per alcuni, ma è importante notare che se si evita di assumere carboidrati, si verificherà un'insufficienza dei nutrienti vitali all'interno dell'organismo, come fibre e vitamina C.

Come scegliere il giusto tipo di dieta a basso contenuto di carboidrati?

È importante tenere a mente che gli effetti della dieta non sono gli stessi per tutti. Bisogna scegliere il tipo di dieta più adatto al proprio stile di vita e in relazione agli obiettivi che si intendono raggiungere, ascoltando il parere del medico di base riguardo il proprio stato di salute generale. Inoltre, bisognerebbe scegliere il tipo di dieta low carb da introdurre nel proprio stile di vita per ottenere risultati positivi.

Ricette low carb semplici e facili da seguire

Ecco alcune ricette a basso contenuto di carboidrati da poter aggiungere al proprio menù. Sono semplici da fare e la maggior parte degli ingredienti è facilmente reperibile.

Ricetta #1: Morsi al gusto di uova e salsiccia

I seguenti ingredienti sono calcolati per la preparazione di 6 porzioni piccole o 4 porzioni grandi: un piccolo fascio di verdure (è possibile utilizzare spinaci, bietole, barbabietole o verza), 10 uova, 2 ciotole di salsicce crude fatte a pezzi, e un mazzetto di prezzemolo (in alternativa sostituirlo con un altro tipo di erba a scelta).

Tagliare le verdure a strisce sottili e farle saltare in padella (già riscaldata) con olio o burro a fuoco medio. Aggiungere le salsicce, continuare a cuocere e assicurarsi che la carne sia ben cotta. Togliere dal fuoco. Trasferire il tutto in un contenitore, aggiungere prezzemolo, uova e sbattere con la frusta. Versare il contenuto in una teglia cosparsa d'olio, accendere il forno e riscaldarlo, poi infornare a 375 gradi. Fatto ciò, lasciar raffreddare il tutto e tagliare a cubetti.

Ricetta #2: Verdure e uovafritte

Gli ingrdienti necessari per realizzare questo piatto sono un mix di verdure, spinaci, spezie a scelta e olio di cocco.

Per prima cosa, versare l'olio in una padella e riscaldare a fuoco medio. Mettere le verdure scongelate in padella e friggere il tutto. Sbattere 3 o 4 uova all'interno del composto, insaporire con le spezie e continuare a cuocere. Aggiungere gli spinaci, mescolare e raggiungere il punto di cottura. Togliere dal fuoco e servire il piatto caldo.

Ricetta #3: Waffles piccanti al formaggio

Per preparare 6 waffles, serve un bicchiere pieno di cavolfiore crudo (mettere la verdura in un frullatore e frullare fino adottenere delle briciole grandi), 2 uova, mezzo cucchiaino di pepe, un cucchiaio di erba cipollina, un cucchiaino di cipolla in polvere e uno di aglio in polvere, una tazza di mozzarella (sminuzzarla prima di inserirla nel frullatore) e 1/3 tazza di Parmigiano grattugiato. In alternativa è possibile aggiungere pomodori secchi e prezzemolo fresco.

Mettere tutti gli ingredienti in un recipiente e mescolare bene. Accendere la piastra per waffles e farla riscaldare, versare il composto al suo interno e cuocere ogni porzione per 4-6 minuti. Lasciar raffreddare gli waffles prima di servirli. È possibile congelare la restante parte del composto per un successivo utilizzo.

Ricetta #4: Bacon e uova: l'accoppiata vincente a colazione

Sebbene il bacon sia carne processata, di tanto in tanto è possibile introdurlo nella propria alimentazione in quanto contiene pochi carboidrati. Quindi, friggere il bacon in una padella e trasferirlo poi in un piatto. Friggere le uova utilizzando l'olio in eccesso con il grasso del bacon, insaporire con spezie (facoltativo), come cipolla in polvere, aglio in polver e sale marino. E la colazione è pronta in pochi minuti.

Ricetta #5:Insalatona sana di mango e avocado con pollo alla griglia

Per preparare 2 porzioni di questa insalata, servono 340 grammi di petto di pollo grigliato fatto a fettine, una tazza di mango e una di avocadoentrambi tagliatia cubetti, 6 vaschette di lattuga romana rossa e 2 cucchiai di cipolla rossa a fette.

Come condimento usare la vinaigrette, una miscela composta da un cucchiaio di aceto balsamico bianco, un cucchiaio di olio d'oliva, sale e pepe.

Come prima cosa, fare la vinaigrette miscelando gli ingredienti sopraelencati. Mettere a riposo il compostoe preparare l'insalata. Mettere in una ciotola mango, avocado, cipolla rossa e pollo, rigirare e mescolare il tutto per far sì che il condimento risulti omogeneo. Mettere l'insalatona in un piatto, terminare la preparazione con una spruzzata di condimento e servire. Buon appetito!

Ricetta #6: Polpette svedesi

La quantità dei seguenti ingredienti è cacolata per la preparazione di 22 polpette: 500 grammi di carne macinata

(magra al 93%), 1 uovo, un cucchiaino di olio d'oliva, 1 gambo di sedano fatto a pezzetti, 1 cipolla tagliata, 1/4 tazzina di prezzemolo tritato, 1 spicchio d'aglio sminuzzato, 2 vaschette di carne di manzo a basso contenuto di sodio, 1/4 tazza di briciole di pane condite, mezzo cucchiaino di pimento, 60 grammi di philadelphia light, sale e pepe.
Versare aglio e cipolla in una padella cosparsa di olio, già riscaldata in precedenza, e far saltare a fuoco medio per 5 minuti. Aggiungere prezzemolo e sedano e cuocere per 4 minuti. Togliere dalla fiamma e far raffreddare.

Mettere in una ciotola manzo, briciole di pane, uovo, pimento, sale, pepe e il condimento di aglio e cipolle cotto in precedenza. Amalgamare bene il composto e creare delle polpette.

Trasferire la carne di manzo in una padella, cuocere a fuoco medio-alto e portare ad ebollizione. Successivamente abbassare la fiamma e mettere le polpette nel brodo. Coprire la padella e far cuocere per 20 minuti. Disporre le polpette in un vassoio e mettere momentaneamente da parte. Filtrare il brodo e metterlo nel frullatore, aggiungere la philadelphia e mixare fino ad ottenere una consistenza fluida ed omogenea. Trasferire il tutto in una padella e cuocere a fuoco basso fino a che il composto non si sia raddensato.Versarlo sopra le polpette e guarnire il piatto con del prezzemolo prima di servirle. Le polpette possono anche essere servite insieme alla pasta lunga, come le tagliatelle.

Ricetta #7: Salmone al forno

Per preparare 4 porzioni servono 500 grammi di salmone (scongelare il pesce se si utilizza quello surgelato), 4 cucchiai di burro ammorbidito, sale, pepe e aglio in polvere. Ricoprire la teglia da forno con carta stagnola e posizionare sopra il pesce. Condire con aglio in polvere, sale e pepe. Spalmare il burro su tutta la superficie del pesce. Accendere e far riscaldare il forno, successivamente infornare a 425 gradiper almeno 12 minuti o anche di più se il pesce è abbastanza spesso, in caso contrario ridurre i tempi di cottura.

Ricetta #8: Insalata di cavolo low carb

Gli ingredienti di seguito elencati sono calcolati per la preparazione di 6 porzioni: 500 grammi di cavolo a pezzetti, un cucchiaio di panna da montare (in alternativa usare latte di cocco non zuccherato), un cucchiaio di edulcorante, mezza tazza di maionese, un cucchiaio di aceto e 1/8 cucchiaino di pepe.

Mischiare bene tutti gli ingredienti in una ciotola, tranne il cavolo. Fatto ciò, mescolare il cavolo a pezzetti con il condimento. Mettere il tutto in un contenitore e coprire. Lasciar riposare in frigorifero tutta la notte per far sì che l'aroma si propaghi in maniera omogeanea. Servire il giorno dopo.

Ricetta #9: Insalata di cetrioli

Le quantità dei seguenti ingredienti sono calcolati per la preparazione di 4 porzioni: 1,5 cetrioli grandi, 1 o 2 cucchiaini di sale, 2 cucchiai di coriandolo fresco spezzettato, 4 cipollotti tagliati, un cucchiaino di scorza di limone, 1/4 tazza di succo di limone fresco, 1/2 tazza di olio extravergine d'oliva e pepe appena tritato.

Tagliare a fette sottili i cetrioli, metterli in uno scolino e salarli. Lasciarli scolare per un'ora. Sciacquare i cetrioli a fette e assicurarsi di aver eliminato tutto il sale. Appoggiarli nella carta da cucina per far assorbere l'umidità in eccesso.

Mettere il resto degli ingredienti in una ciotola, mescolare fino ad ottenere il condimento per l'insalata. Combinare i cetrioli a fettine con il condimento e servire. Per ottenere un'insalata più saporita, far riposare il composto in frigorifero tutta la notte e servire il giorno successivo.

Ricetta #10: Patatine al cavolo deliziose

È l'ideale da sgranocchiare durante uno spuntino o quando compare il senso di fame. Per preparare la propria porzione salutare di patatine sono necessari: 8 confezioni di verza (rimuovere i gambi e dividere in piccoli pezzi), sale e 2 cucchiai di olio di cocco extravergine (caldo e fuso). Lavare la verza e lasciarla asciugare. Metterla in una ciotola e aggiungere l'olio caldo. Coprire e agitare il tutto per far propagare l'olio in maniera omogeanea sulle foglie di cavolo. Disporre le foglie in una teglia e salarle. Accendere il forno e farlo riscaldare, poi infornare a 325 gradi per 20 minuti o fino a raggiungere la croccantezza desiderata e servire.

Come perdere peso con una dieta low carb
Secondo l'evidenza scientifica, una dieta a basso contenuto di carboidrati risulta essere efficace per la perdita di peso. Se ciò non sta funzionando, significa che si sta agendo in maniera sbagliata. Bisogna prendere atto del fatto che ci sono persone, le quali smettono di perdere peso ancor prima di raggiungere il proprio obiettivo.
Se con tale dieta non si stanno raggiungendo i risultati prefissati, ecco cosa si può fare per andare nella giusta direzione e soprattutto le ragioni principali

per cui non sta procedendo nella maniera corretta. Imparando dagli errori più comuni, è possibile capire come funziona questo regime alimentare e come contribuisce alla perdita di peso.

1. Errata riduzione della dose di carboidrati.

È di fondamentale importanza osservare il proprio corpo nel corso della dieta. Se si pensa di non riuscire più a dimagrire ancor prima di aver raggiunto il proprio obiettivo, si può aggiungere l'apporto di carboidrati che era stato eliminato in precedenza. Iniziare con meno di 50 grammi al giorno. Ciò è possibile eliminando frutta o consumando solamente una piccola porzione di bacche. Se non funziona limitarsi a meno di 20 grammi di carboidrati al giorno. Di conseguenza, la dietasarà composta solamente da grassi sani, verdure a foglia verde e proteine. Osservare attentamente come regisce il proprio corpo ai cambiamenti prima di tornare as assumere la normale dose giornaliera di carboidrati.

2. Dieta seguita in maniera prolungata ed eccessiva.

Il processo di riduzione dei carboidrati deve essere fatto in diversi cicli. Ciò si applica anche nel campo del body building, per i culturisti, le modelle o gli amanti del fitness. La maniera più sicura per fare ciò è continuare a seguire una dieta low carb per un paio di mesi, successivamente procedere al mantenimento del peso perso per altri 2 mesi e aumentare la massa muscolare. Durante il periodo di aumento della massa muscolare, comunemente chiamato "bulking", evitare di assumere cibo spazzatura perchè ciò non contribuirà al mantenimento del giusto peso.

3. Non rendersi conto che si sta perdendo peso e difficoltà nel vedere i cambiamenti.

Non si può misurare il successo della propria dieta salendo sulla bilancia tutti i giorni. Bisogna farlo periodicamente, ma non aspettarsi che il peso cali a dismisura. Il processo non è assolutamente lineare, e da quandol'andamento risulterà essere statico per un lungo periodo, allora si sarà sulla strada giusta.

Dimagrire non significa perdere grasso. Usare un metro per monitorare le misure delle parti del corpo in modo da determinare i progressi. Oppure farsi delle foto, se riguardandole ci si rende conto dei cambiamenti, allora la dieta sta procedendo bene anche se la bilancia dice il contrario.

4. Poche ore di sonno.
Le ore di sonno influiscono sul proprio peso corporeo e sulle questioni di salute generale. Quando non si dorme abbastanza, si tende a cercare cibo. Di conseguenza, si è più stanchi e meno motivati per essere fisicamente attivi. Non importa quanto ci si trattiene dal non mangiare, la dieta non funzionerà se non viene permesso al proprio corpo di dormire e risposare per un determinato

numero di ore. Ecco alcuni consigli per chi, invece, soffre di insonnia:

· Spegnere le luci e dormire nell'oscurità totale.

· Prendere delle abitudini prima di andare a letto, in modo da aiutare il corpo a rilassarsi, come la meditazione o la lettura.

· Evitare di fare qualsiasi tipo di attività fisica le ore prima di coricarsi.

· Evitare di bere alcolici e caffeina prima di andare a dormire.

5. Non permettere allo stress di avere la meglio.

Non si può evitare lo stress, soprattutto man mano che l'età avanza. Bisogna riuscire a trovare dei modi per gestirlo piuttosto che esserne influenzati per tutto il tempo. Quando si è costantemente stressati, il proprio organismo rilascia quantità eccessive di cortisolo, che è l'ormone dello stress. Ciò porta a delle consguenze, come il desiderio per il cibo spazzatura o il senso di fame per la maggior parte del tempo, le quali impediranno il raggiungimento del proprio obiettivo: perdere peso. È importante gestire lo stress imparando a trovare i giusti modi per combatterlo, come la meditazione, la respirazione o l'esercizio.

Altri consigli essenziali sulla perdita di peso low carb

Ecco alcuni consigli essenziali che vanno tenuti a mente e seguiti per ottenere la maggior parte dei benefici da questo tipo di dieta.

1. Mangiare quando si ha fame. Bisogna mantenere il metabolismo sempre attivo. Ogni qual volta che si presenta il senso di fame, significa che il metabolismo sta iniziando a rallentare per conservare energia, e sta aspettando del cibo per poter carburare. Se si ignora la fame, ci si sentirà stanchi e il proprio corpo farà difficoltà a perdere peso efficacemente.

2. Fare attività fisica. La dieta costituisce l'80% del dimagrimento, la restante parte

è attribuita all'esercizio. Di conseguenza bisogna fare sport regolarmente e concentrarsi sull'acquisizione della massa muscolare.

3. Questo regime alimentare prevede che venga calcolato il giusto apporto di carboidrati e non le calorie. L'obiettivo è gestire i livelli d'insulina consumando una bassa dose di carboidrati, equivalente a 20 grammi al giorno circa. Ciò farà aumentare il metabolismo e bruciare grasso. È questa la ragione per cui bisogna stare alla larga da cibi ricchi di amido e zuccheri, in quanto presentano un'alta quantità di carboidrati.

4. Leggere le etichette di qualsiasi prodotto. Bisogna stare attenti quando si acquistano alimenti. È importante leggere i

valori nutrizionali e fare attenzione agli zuccheri. Ciò non vale solo per cibi, condimenti o salse, ma anche quando per i farmaci o prodotti per l'igiene personale. Esistono in commercio alcuni prodotti di bellezza, come lozioni, sapone per il viso e scrubs, che contengono zucchero e miele, i quali potrebbero compromettere il dimagrimento.

5. Preparare cibi pronti da mettere in frigo. Bisogna mangiare qualcosa che rispetti la dieta ogni volta che si ha fame. In questa maniera si riescono a gestire le tentazioni. Un consiglio utile è quello diavere in frigo uova bollite, boccoli da scaldare facilmente al microonde con burro o formaggio, o preparare un'insalata veloce per colmare il senso di fame.

6. Non bisogna mai saltare i pasti. È consigliabile fare tre grandi pasti al giorno. Per chi di solito non fa colazione e preferisce allenarsi al mattino, allora è possibile compensare con un frullato proteico, bacche e semi di chia.

Quando si inciampa nel proprio cammino, è importante non fermarsi e non usare ciò come scusa per interrompere tutto. Bisogna farsi forza, ritornare più motivati di prima, e ricordarsi quali erano e sono i propri obiettivi.

Conclusione

Grazie di nuovo per aver scaricato il libro! Spero che questo libro sia stato d'aiuto per riuscire a capire i concetti essenziali riguardo la dieta a basso contenuto di carboidrati e i vari benefici. È ora di scegliere quale piano alimentare iniziare a seguire, comprare i giusti alimenti, e imparare a proporre piatti sani. Prima si inizia meglio è, in modo da riuscire a vedere i risultati e godere di un ottimo stato di salute.

Ciao!! Dai Una Occhiata!!

Parte 2

Introduzione

Prima di tutto vorrei ringraziare e congratularmi con voi per aver scaricato **questo libro.** Ti divertirai a servire queste pietanze alla tua famiglia sapendo che sono sani e a basso contenuto di carboidrati. Sarà bello anche per te dato che dimezzerai il tempo in cucina a preparare questi piatti. Prova solo a pensare a quanto sarà bello quando rientrerai dal lavoro e sarai accolto dal meraviglioso profumino della tua cena nella crock pot.

Non devi iniziare a cucinare quando torni a casa, devi solo disporre nel piatto e gustartelo! Rimarrai piacevolmente sorpreso di quanto siano buoni questi piatti e dal basso contenuto di carboidrati. Chi ha detto che i pasti sani non possono avere un buon sapore? Bene, scoprirai che la tua raccolta di ricette "flash" di pietanze a basso contenuto di carboidrati sarà tra le favorite dalla tua famiglia. I membri della tua famiglia ti chiederanno uno specifico piatto "flash" a basso contenuto di carboidrati, non perché sia sano, ma semplicemente perché hanno un ottimo sapore!

Questa raccolta di ricette ti ispirerà e rinnoverà il tuo interesse nella preparazione di cibi sani e a basso contenuto di carboidrati a casa, anche per chi è molto impegnato nel lavoro. Preparare un pasto del genere è incredibilmente facile. E se si passa un'ora a settimana a preparare gli ingredienti per i piatti sarà ancora più semplice. Puoi congelare una porzione per una cena. Tiralo fuori per farlo scongelare la sera prima e poi mettilo nella pentola a cottura lenta prima di andare a lavoro.

Inoltre, quando vai a fare la spesa cerca di scegliere più ingredienti freschi possibile. Utilizza odori freschi se puoi, visto che hanno più sapore di quelle secche. Cosa più importante, divertiti a preparare queste appetitose ricette flash di pietanze da congelare a basso contenuto di carboidrati!

Capitolo 1. Ricette "flash" a base di maiale a basso contenuto di carboidrati 1-7

Cavolo e maiale al forno

Porzioni: 4
Calorie: 463
Grassi: 15g
Proteine: 55g
Carboidrati: 14g

Ingredienti:

- mezzo bicchiere di prezzemolo sminuzzato
- due foglie di alloro
- una tazza di salsa marinara senza zucchero
- un cucchiaio di salsa di pesce
- due cucchiai di aglio tritato
- un bicchiere di sedano sminuzzato

- due bicchieri di carote a fette
- un bicchiere di cipolla gialla a fette
- tre bicchieri di verza a fette
- 680 gr di medaglioni di maiale
- sale e pepe a piacere

Procedimento:
Unire sedano, aglio, verza, carote e cipolla nella crock pot e mescolare. Coprire con i medaglioni di maiale. Aggiungere salsa di pesce, brodo di pollo, salsa marinara versandoli sopra il maiale e le verdure. Condire con alloro e prezzemolo e cuocere per sei ore.

Lasagna senza pasta

Porzioni: 6
Calorie: 417
Grassi: 27g
Proteine: 26g
Carboidrati netti: 12g

Ingredienti:

- due zucchine tagliate longitudinalmente
- un bicchiere di peperone rosso sminuzzato
- mezzo bicchiere di pomodoro tagliato a dadini
- due cucchiai di aglio tritato
- un bicchiere di cipolla rossa tagliata a dadini
- 450 gr di salsiccia italiana
- tre bicchieri di funghi a fette

- due bicchieri di salsa marinara senza zucchero
- un cucchiaio di origano
- mezzo cucchiaino di timo
- un bicchiere di ricotta a basso contenuto di grassi
- mezzo bicchiere di mozzarella tritata
- mezzo bicchiere di parmigiano grattugiato
- mezzo bicchiere di basilico
- sale e pepe a piacere

Procedimento:
Mettere una piccola quantità di salsa marinara sul fondo della pentola a lenta cottura. Adagiare metà delle zucchine, salsicce, cipolla, peperoni rossi, pomodori, aglio e funghi. Coprire con l'altra metà restante salsa marinara, basilico, origano, timo e pepe nero. Mettere un cucchiaio di ricotta sugli ingredienti restanti: salsiccia, peperoni

rossi, cipolla, pomodori, aglio, funghi e zucchine. Coprire con la salsa rimanente, cuocere con coperchio per sei ore.

Fagioli cannellini & Maiale

Porzioni: 6
Calorie: 236
Grassi: 4g
Proteine: 26g
Carboidrati netti: 15g

Ingredienti:

- un bicchiere di fagioli cannellini
- 680 gr di bistecche di maiale sottili
- due cucchiai di aglio tritato
- un cucchiaio di brodo di pollo a basso contenuto di sodio
- un cucchiaino di sale marino
- un cucchiaino di pepe nero
- un cucchiaio di dragoncello fresco
- un quarto di bicchiere di scalogno tagliato a fette
- un bicchiere di cipolla da cucina a fette

- due bicchieri di zucca di ghianda
- due bicchieri di carote a pezzettini
- mezzo bicchiere di prezzemolo, tagliato a dadini
- fette di limone per guarnire

Procedimento:
Aggiungere zucca, cipolla, aglio, scalogno, fagioli cannellini, sedano e carote nella crock pot e mescolare. Adagiare il maiale e aggiungere il brodo di pollo, sale, pepe nero e dragoncello. Coprire e cuocere per sei ore. Guarnire con fette di limone fresche.

Cordon Blue di Maiale in casseruola

Porzioni: 6
Calorie: 481
Grassi: 23g
Proteine: 56g
Carboidrati netti: 7g

Ingredienti:

- 900 gr di maiale disossato tagliato a cubetti
- due cucchiaini di aglio tritato
- un cucchiaio di maizena
- un cucchiaio di brodo di pollo a basso contenuto di sodio
- un bicchiere di latte intero
- un bicchiere di formaggio svizzero tagliato a cubetti
- mezzo bicchiere di vino bianco secco
- un cucchiaino di salvia
- un cucchiaino di pepe nero

- un cucchiaino di dragoncello
- un cucchiaino di sale
- tre bicchieri di funghi champignon a fette
- un bicchiere di pancetta tagliata a cubetti e rosolata

Procedimento:
Unire pancetta, cipolla, funghi, aglio e maiale. Cospargervi sopra la maizena e mescolare a mano. Aggiungere vino bianco e brodo di pollo. Coprire e cuocere per sei ore. A mezz'ora da fine cottura aggiungere formaggio svizzero, latte, salvia, dragoncello, sale e pepe. Coprire e finire di cuocere. Mescolare prima di servire.

Carciofi & Maiale

Porzioni: 4
Calorie: 319
Grassi: 13g
Proteine: 35g
Carboidrati netti: 6g

Ingredienti:

- un bicchiere di cipolla rossa a fette
- un cucchiaio di brodo di pollo a basso contenuto di sodio
- mezzo bicchiere di vino bianco secco
- 900 gr di bistecche di maiale disossate
- due cucchiaini di aglio tritato
- due bicchieri di cuori di carciofo divisi in quarti
- due bicchieri di spinaci freschi tritati
- un quarto di bicchiere di prezzemolo fresco sminuzzato

- un cucchiaino di origano
- un cucchiaino di salvia
- sale e pepe a piacere
- noci tritate per guarnire

Procedimento:
Adagiare spinaci, cuori di carciofo, cipolla rossa e aglio sul fondo della pentola. Aggiungere il maiale e coprire con vino bianco e brodo di pollo, origano, prezzemolo, salvia, timo, sale e pepe. Coprire e cucinare a fuoco lento per sei ore, guarire con noci prima di servire.

Maiale in padella con Patate dolci

Porzioni: 6
Calorie: 260
Grassi: 8g
Proteine: 24g
Carboidrati netti: 14g

Ingredienti:

- due bicchieri di patate dolci
- 900 gr di bistecche di maiale disossate tagliate a cubetti
- un bicchiere di cipolla gialla sminuzzata
- due bicchieri di peperone rosso sminuzzato
- mezzo bicchiere di ananas fresca sminuzzata
- un bicchiere di brodo di pollo a basso contenuto di sodio

- due cucchiai di succo d'arancia senza zucchero
- un cucchiaio di zenzero fresco grattugiato
- un cucchiaino di pepe della Giamaica
- un cucchiaino di polvere di cayenna
- due cucchiaini di aglio tritato
- un cucchiaino di sale
- un cucchiaino di pepe nero
- mezzo cucchiaino di coriandolo

Procedimento:
Adagiare le patate dolci, il maiale, i peperoni rossi, l'ananas, l'aglio e la cipolla nella pentola a cottura lenta e mescolare. Aggiungere la salsa di soia, succo d'arancia, brodo di pollo, pepe della Giamaica, polvere di cayenna, sale, pepe, coriandolo e mescolare. Coprire e cuocere per sei ore.

Funghi & Maiale in casseruola

Porzioni: 6
Calorie: 791
Grassi: 53g
Proteine: 64g
Carboidrati netti: 10g

Ingredienti:

- due bicchieri di funghi champignon a fette
- 900 gr di bistecche di maiale disossate tagliate a cubetti
- due bicchieri di funghi champignon a fette
- un bicchiere di sedano tagliato a dadini
- un cucchiaio di olio d'oliva
- un bicchiere di groviera grattugiata
- un bicchiere di fontina grattugiata

- un bicchiere di brodo di pollo a basso contenuto di sodio
- un bicchiere di porro a fette
- due bicchieri di cime di broccoli
- un bicchiere di cipolla rossa a fette
- un bicchiere di panna
- un cucchiaino di pepe nero
- un cucchiaino di sale marino
- un cucchiaino di noce moscata

Procedimento:

Unire i funghi e il maiale nella pentola crock pot, spruzzare olio d'oliva e mescolare a mano. Aggiungere il porro, sedano, cipolla rossa, cime di broccoli e brodo di pollo. Coprire e cuocere per sei ore. A mezz'ora dalla cottura togliere il coperchio e aggiungere i formaggi, la panna, il sale, la noce moscata, il pepe e mescolare. Quindi coprire e finire la cottura.

Capitolo 2. Cena "flash" a base di manzo a basso contenuto di carboidrati 8-13

Zucca ripiena in casseruola

<u>Porzioni: 4</u>
<u>Calorie: 491</u>
<u>Grassi: 33g</u>
<u>Proteine: 29g</u>
<u>Carboidrati netti: 13g</u>

Ingredienti:

- 900 gr di manzo magro macinato
- due bicchieri di zucca bianca tagliata a cubetti
- un bicchiere di zucca di ghianda tagliata a cubetti
- due bicchieri di funghi champignon piccoli divisi in quarti
- due cucchiaini di aglio tritato
- un bicchiere di cipolla rossa a fette

- un cucchiaio di olio d'oliva
- un bicchiere di brodo di manzo a basso contenuto di sodio
- un cucchiaio di concentrato di pomodoro
- un cucchiaino di sale marino
- un cucchiaino di pepe nero
- un cucchiaino di maggiorana
- un cucchiaino di salvia
- mezzo bicchiere di formaggio di capra a pezzi
- noci tritate per guarnire

Procedimento:
Adagiare la zucca di ghianda e la zucca bianca sul fondo della pentola a cottura lenta con i funghi, l'aglio e la cipolla. Cospargere olio d'oliva e mescolare a mano. In una ciotola unire il concentrato di pomodoro con il brodo

di manzo e versare sul manzo macinato. Condire con erbe, sale e pepe. Coprire e cuocere per quattro ore in media. A mezz'ora dalla cottura aggiungere il formaggio di capra e mescolare leggermente. Coprire e finire di cuocere. Guarnire con noci tritate.

Bistecca in adobo & verdure miste

Porzioni: 4
Calorie: 222
Grassi: 5g
Proteine: 29g
Carboidrati netti: 9g

Ingredienti:

- 900 gr di bistecche sottili di manzo
- un bicchiere di cipolla a fette
- un bicchiere di peperone verde a fette
- un bicchiere di carote sminuzzate
- due cucchiaini di aglio tritato
- una scatola da 34 cl di pomodori arrostiti, liquido incluso
- un cucchiaio di salsa di adobo
- due cucchiai di miele
- un bicchiere di brodo di manzo a basso contenuto di sodio

- sale e pepe a piacere

Procedimento:

Adagiare sul fondo della crock pot le carote, la cipolla, l'aglio, i peperoni verdi e i pomodori. Coprire con le verdure con la bistecca e spennellare la carne con la salsa adobo. Cospargere con miele e brodo di manzo. Condire con sale e pepe. Coprire e cuocere per sei ore.

Manzo al curry piccante

Porzioni: 6
Calorie: 308
Grassi: 12g
Proteine: 29g
Carboidrati netti: 15g

Ingredienti:

- due bicchieri di cime di cavolfiore
- una scatola di ceci scolati
- due bicchieri di latte di cocco
- due bicchieri di brodo di manzo a basso contenuto di sodio
- due bicchieri di pomodori tagliati a dadini
- due bicchieri di verza tagliata a fette
- 500 gr di bistecca di fianco tagliata a strisce
- due cucchiaini di pasta di curry rosso

- un cucchiaio di citronella fresca sminuzzata
- un cucchiaio di zenzero fresco grattugiato
- un cucchiaio di coriandolo macinato
- fette di limone per guarnire

Procedimento:
Aggiungere il latte di cocco, brodo di manzo, concentrato di pomodoro, pasta di curry rosso, zenzero, citronella e coriandolo e mescolare con le fruste. Aggiungere la verza, il cavolfiore, i pomodori, i ceci e la cipolla e mescolare bene. Adagiare la bistecca in cima e cuocere a fuoco lento per sei ore. Guarnire con fette di limone fresche.

Petto all'italiana

Porzioni: 6
Calorie: 468
Grassi: 24g
Proteine: 51g
Carboidrati netti: 8g

Ingredienti:

- 700 gr di petto di manzo
- un bicchiere di cipolla rossa a fette
- due cucchiai di olio d'oliva
- due bicchieri di turioni di asparago sminuzzati
- un bicchiere di pomodori sminuzzati
- due bicchieri di funghi champignon divisi in quarti
- un bicchiere di sedano sminuzzato
- due cucchiaini di aglio tritato
- mezzo bicchiere di aceto balsamico

- mezzo bicchiere di basilico fresco sminuzzato
- quattro bicchieri di brodo di manzo a basso contenuto di sodio
- un cucchiaio di origano fresco
- un cucchiaio di timo fresco
- un cucchiaino di sale marino
- un cucchiaino di pepe nero

Procedimento:
Spennellare il petto con olio d'oliva e adagiarlo nella crock pot. Aggiungere cipolla rossa, funghi, cipolla rossa, asparagi, pomodori, sedano e aglio. Aggiungere aceto balsamico e brodo di manzo. Condire con timo, origano, basilico, sale e pepe. Coprire e cuocere per almeno otto ore.

Pizza di carne

Porzioni: 4
Calorie: 568
Grassi: 39g
Proteine: 32g
Carboidrati netti: 13g

Ingredienti:

- 300 gr di manzo macinato
- tre bicchieri di spaghetti di zucca arrostiti senza buccia
- un cucchiaino di olio d'oliva
- un bicchiere di cipolla rossa tagliata a dadini
- due cucchiaini di aglio tritato
- due bicchieri di funghi champignon a fette
- mezzo bicchiere di olive kalamata a fette

- un bicchiere e mezzo di salsa di pizza senza zucchero
- un bicchiere di mozzarella sbriciolata
- mezzo bicchiere di basilico fresco sminuzzato
- un cucchiaino di scaglie di pepe rosso schiacciato
- un cucchiaio di origano fresco
- un cucchiaino di sale marino
- un cucchiaino di pepe nero

Procedimento:
Mettere gli spaghetti di zucca sul fondo della pentola crock pot. Cospargere con olio d'oliva e mescolare a mano. Aggiungere il macinato, l'aglio, la cipolla, le olive, i funghi e la salsa di pizza. Condire con basilico, sale, pepe, scaglie di pepe rosso e origano. Cuocere per quattro ore e a mezz'ora

da fine cottura aggiungere mozzarella in cima alla casseruola. Coprire e finire di cuocere.

Fajita Hawaiane

Porzioni: 4
Calorie: 359
Grassi: 16g
Proteine: 37g
Carboidrati netti: 10g

Ingredienti:

- 400 gr di controfiletto tagliato a listarelle
- un bicchiere di cipolla gialla a fette
- un bicchiere di peperoni rossi tagliato a fette
- un bicchiere di peperoni verdi a fette
- due cucchiai di olio d'oliva
- un cucchiaio di peperoni jalapeño tritati
- un bicchiere di pomodori sminuzzati
- mezzo bicchiere di brodo di manzo

- un cucchiaio di succo di lime
- due cucchiaini di aglio tritato
- un bicchiere e mezzo di ananas a pezzetti
- mezzo bicchiere di coriandolo fresco sminuzzato
- un cucchiaino di paprika
- un cucchiaio di cumino
- un cucchiaino di chili in polvere
- un cucchiaino di sale marino
- un cucchiaino di pepe nero
- foglie larghe di lattuga per avvolgere
- fette di avocado per guarnire

Procedimento:
Adagiare il controfiletto tagliato a listarelle con i peperoni rossi e verdi, cipolla, jalapeño, aglio, ananas e pomodori. Cospargere e coprire con olio d'oliva e mescolare a mano. Aggiungere il brodo di manzo e il succo

di lime. Condire con erbe selezionate, spezie insieme a sale e pepe. Coprire e cuocere per sei ore. Servire in foglie di lattuga fresche e guarnire con fette di avocado.

Capitolo 3. Ricette "flash" a base di pollo a basso contenuto di carboidrati 14-19

Pollo al curry

Porzioni: 4
Calorie: 284
Grassi: 11g
Proteine: 30g
Carboidrati netti: 13g

Ingredienti:

- 900 gr di petto di pollo disossato senza pelle tagliato a cubetti
- un cucchiaio di maizena
- un bicchiere di peperone rosso sminuzzato
- mezzo bicchiere di peperone giallo a fette
- due bicchieri di cime di broccoli

- un bicchiere di cipolla gialla sminuzzata
- un cucchiaio di pepe jalapeño a dadini
- mezzo bicchiere di cocco tritato senza zucchero
- un quarto di bicchiere di curry in polvere
- mezzo cucchiaino di cannella
- due cucchiaini di peperoncino tritato
- un cucchiaino di sale marino
- un cucchiaino di pepe nero
- un bicchiere di latte di cocco non zuccherato
- due bicchieri di brodo di pollo a basso contenuto di sodio

- un cucchiaio di citronella fresca a pezzetti

Procedimento:

Mettere il pollo nella crock pot e cospargere con la maizena, mescolare a mano. Aggiungere i peperoni rossi e gialli, la cipolla, il pepe jalapeño, l'aglio e il cocco non zuccherato. Condire con cannella, curry in polvere, peperoncino tritato, citronella, sale marino e pepe. Aggiungere latte di cocco e mescolarlo al brodo di pollo. Coprire e cuocere per sei ore.

Pollo & Carciofi in casseruola

<u>Porzioni: 6</u>
<u>Calorie: 291</u>
<u>Grassi: 5g</u>
<u>Proteine: 40g</u>
<u>Carboidrati netti: 13g</u>

Ingredienti:

- 700 gr di pollo tenero
- tre bicchieri di cuori di carciofo divisi in quarti
- un bicchiere di bulbo di finocchio a fette
- un bicchiere di peperone rosso tagliato a fette
- un bicchiere di cipolla rossa a fette
- due cucchiaini di aglio tritato
- un cucchiaio di maizena
- un cucchiaio di origano fresco sminuzzato

- un cucchiaio di rosmarino fresco sminuzzato
- due cucchiaini di scorza di limone
- un cucchiaino di sale marino
- un cucchiaino di pepe nero
- un bicchiere di brodo di pollo a basso contenuto di sodio
- un cucchiaio di succo di limone

Procedimento:
Unire i quarti di carciofo, peperoni rossi, finocchio, cipolla rossa, aglio e maizena nella crock pot. Mescolare a mano. Aggiungere il pollo tenero e condire con erbe selezionate e spezie, essenza di limone, sale marino e pepe nero. Aggiungere brodo di pollo e succo di limone. Cuocere per sei ore a fuoco lento.

Pollo agli agrumi

Porzioni: 4
Calorie: 286
Grassi: 5g
Proteine: 32g
Carboidrati netti: 15g

Ingredienti:

- 700 gr di pollo tenero
- due bicchieri di brodo di pollo a basso contenuto di sodio
- due bicchieri di patate dolci a cubetti
- due bicchieri di cime di broccoli
- un cucchiaio di peperone jalapeño a dadini
- due cucchiai di succo d'arancia senza zucchero
- un cucchiaio di succo di limone
- un cucchiaio di scorza d'arancia

- un cucchiaino di peperoncino tritato
- un cucchiaino di cumino
- sale e pepe a piacere
- fette di limone per guarnire

Procedimento:
Mettere il pollo tenero, patate dolci, broccoli, jalapeño nella crock pot e mescolare. In seguito aggiungere succo d'arancia, succo di limone, scorza, brodo di pollo, peperoncino tritato, cumino, sale e pepe. Coprire e cuocere per sei ore. Servire con fette di limone per guarnire.

Spinaci freschi alla fiorentina & Pollo

Porzioni: 4
Calorie: 337
Grassi: 20g
Proteine: 30g
Carboidrati netti: 7g

Ingredienti:

- 900 gr di petto di pollo disossato senza pelle tagliato a cubetti
- quattro bicchieri di spinaci freschi sminuzzati
- un cucchiaio di olio d'oliva
- un cucchiaino di peperoncino tritato
- mezzo bicchiere di cipolla rossa tagliata a dadini
- un quarto di bicchiere di burro a cubetti
- due cucchiaini di aglio tritato

- un quarto di bicchiere di basilico fresco sminuzzato
- un cucchiaino di sale marino
- un cucchiaino di pepe nero
- un quarto di bicchiere di vino bianco secco
- un bicchiere e mezzo di brodo di pollo a basso contenuto di sodio
- prezzemolo e parmigiano grattugiato per guarnire.

Procedimento:
Mettere il pollo e l'olio d'oliva nella crock pot e mescolare. Aggiungere spinaci, aglio, burro, cipolla, peperoncino tritato, basilico, sale marino e pepe nero e mescolare a mano. Aggiungere vino bianco e brodo di pollo. Cuocere per sei ore, quindi

guarnire con prezzemolo fresco sminuzzato e parmigiano grattugiato.

Pollo alle arachidi & Jalapeño

Porzioni: 4
Calorie: 452
Grassi: 25g
Proteine: 39g
Carboidrati netti: 13g

Ingredienti:

- 900 gr di petto di pollo disossato senza pelle tagliato a cubetti
- due bicchieri di brodo di pollo a basso contenuto di sodio
- due bicchieri di pomodori a pezzetti
- mezzo bicchiere di burro di arachidi naturale
- mezzo bicchiere di cipolla gialla tagliata a dadini
- un cucchiaio di peperoni jalapeño a dadini sottili
- due cucchiaini di aglio tritato

- tre bicchieri di fagiolini lavati e puliti
- un cucchiaino di polvere di cayenna
- mezzo cucchiaino peperoncino tritato
- un cucchiaio di citronella fresca
- un quarto di cucchiaino di cannella
- un cucchiaino di sale marino
- un cucchiaino di pepe nero
- arachidi tritate e citronella per guarnire.

Procedimento:

Adagiare pollo, olio d'oliva e pomodori nella crock pot e mescolare a mano. Aggiungere il brodo di pollo, burro d'arachidi e mescolare bene. Aggiungere i fagiolini, la polvere di cayenna, citronella, peperoni jalapeño, aglio, peperoncino tritato, sale e pepe. Coprire e cuocere per sei ore. Servire con citronella e arachidi tritate per guarnire.

Pollo all'aglio e sesamo

Porzioni: 4
Calorie: 220
Grassi: 5g
Proteine: 31g
Carboidrati netti: 8g

Ingredienti:

- 900 gr di petto di pollo disossato senza pelle tagliato a cubetti
- un cucchiaio di succo d'arancia senza zucchero
- un cucchiaio di salsa di ostriche
- due cucchiai di maizena
- un cucchiaio di olio di sesamo
- mezzo bicchiere di salsa di soia
- mezzo bicchiere di brodo di pollo a basso contenuto di sodio

- un bicchiere di sedano tagliato a dadini
- mezzo bicchiere di cipolla gialla tagliata a dadini
- un bicchiere di peperone rosso a dadini
- due bicchieri di cime di broccoli
- due cucchiaini di aglio tritato
- un cucchiaio di zenzero fresco grattugiato
- un peperone serrano piccolo senza semi tagliato a dadini
- un cucchiaio di semi di sesamo
- un cucchiaino di sale marino
- un cucchiaino di pepe nero
- foglie larghe di lattuga per avvolgere
- fette di limone per guarnire

Procedimento:

Mettere la salsa di ostriche, olio di sesamo, succo d'arancia, brodo di pollo e salsa di soia nella crock pot e mescolare bene. Aggiungere pollo e maizena e mescolare a mano. Aggiungere sedano, peperone rosso, cipolla, broccoli, peperone serrano, semi di sesamo, sale marino e pepe nero. Coprire e cuocere per sei ore. Servire su foglie di lattuga con fette di limone per guarnire.

Capitolo 4. Ricette "flash" di zuppe e stufati a basso contenuto di carboidrati 20-25

Pozole di Pollo Piccante

Porzioni: 6
Calorie: 227
Grassi: 6g
Proteine: 21g
Carboidrati netti: 15g

Ingredienti:

- tre bicchieri di pollo cotto a pezzetti
- un cucchiaio di peperone jalapeño tritato
- otto bicchieri di brodo di pollo
- una scatola da 34 cl di hominy bianco essiccato
- un cucchiaio di peperone poblano tritato

- mezzo bicchiere di peperone rosso
- un bicchiere di cipolla gialla a dadini
- due cucchiaini di aglio tritato
- un cucchiaio di succo di lime
- mezzo bicchiere di coriandolo sminuzzato
- un cucchiaino di cipolla in polvere
- una foglia di alloro
- un cucchiaino di sale marino
- un cucchiaino di pepe bianco
- fette di ravanello e quarti di lime per guarnire

Procedimento:

Unire pollo, hominy, brodo di pollo, peperoni jalapeño, peperoni poblano, peperoni rossi, cipolla e aglio nella crock pot e mescolare. Condire con succo di lime, coriandolo, foglia di alloro, cipolla in polvere, sale e pepe bianco. Coprire e cuocere per quattro ore. Servire con guarnizione di ravanelli e fette di lime.

Pollo al Chili

Porzioni: 6
Calorie: 317
Grassi: 14g
Proteine: 29g
Carboidrati netti: 13,5g

Ingredienti:

- quattro bicchieri di pollo cotto a pezzetti
- due cucchiai di olio d'oliva
- due cucchiaini di aglio tritato
- mezzo bicchiere di cipolla gialla tagliata a dadini
- una scatola di fagioli cannellini sgocciolati
- peperoni anaheim senza semi tagliati a dadini
- un bicchiere di coriandolo fresco sminuzzato

- tre bicchieri e mezzo di brodo di pollo a basso contenuto di sodio
- due cucchiaini di cumino in polvere
- un cucchiaino di pepe bianco
- un cucchiaino di sale marino
- un cucchiaio di succo di lime
- un bicchiere di formaggio fresco sbriciolato
- guarnire con fette di lime
- mezzo bicchiere di salsa

Procedimento:

Adagiare i pezzetti di pollo, olio d'oliva nella crock pot e mescolare a mano. Aggiungere aglio, anaheim, cipolla e fagioli cannellini. Aggiungere il brodo di pollo, salsa, coriandolo, cumino, sale marino, pepe bianco, girare e mescolare bene. Cuocere per sei ore a fuoco lento. Mezz'ora prima della cottura aggiungere il formaggio fresco e il succo di lime. Schiaccia leggermente con lo schiacciapatate. Coprire e finire di cuocere. Guarnire con fette di lime per servire.

Zuppa di Pollo al Limone

<u>Porzioni: 6</u>
<u>Calorie: 251</u>
<u>Grassi: 7g</u>
<u>Proteine: 38g</u>
<u>Carboidrati netti: 13g</u>

Ingredienti:
- quattro bicchieri di pollo cotto a pezzetti
- due bicchieri di spaghetti di zucca arrostiti senza buccia
- cinque bicchieri di brodo di pollo
- due cucchiaini di aglio tritato
- mezzo bicchiere di basilico fresco sminuzzato
- mezzo bicchiere di menta fresca sminuzzata
- un cucchiaino di sale marino
- un cucchiaino di pepe nero
- formaggio fresco Asiago grattugiato e fette di limone per guarnire
- un quarto di bicchiere di prezzemolo fresco sminuzzato

Procedimento:

Adagiare il pollo, succo di limone, brodo di pollo, spaghetti di zucca nella crock pot e mescolare. Aggiungere aglio, menta, prezzemolo, sale pepe e basilico. Cuocere a fuoco lento per almeno due ore. Guarnire con formaggio fresco Asiago e fette di limone per servire.

Zuppa di gorgonzola e pomodoro

Porzioni: 6
Calorie: 295
Grassi: 20g
Proteine: 11g
Carboidrati netti: 13g

Ingredienti:

- mezzo bicchiere di cipolla gialla sminuzzata
- due barattoli di pomodori schiacciati con succo
- un cucchiaio di miele
- quattro bicchieri di brodo di pollo
- un cucchiaio di concentrato di pomodoro
- un bicchiere di peperone rosso a dadini
- due cucchiaini di origano fresco sminuzzato

- un cucchiaino di origano
- un cucchiaino di timo
- un cucchiaino di sale marino
- un cucchiaino di pepe nero
- mezzo bicchiere formaggio cremoso leggero
- mezzo bicchiere di gorgonzola sbriciolato
- mezzo bicchiere di panna
- pancetta croccante per guarnire

Procedimento:
Aggiungere pomodoro e succo, concentrato di pomodoro, miele, brodo di pollo e mescolare bene. Aggiungere cipolla gialla, peperone rosso, origano, rosmarino, timo, sale e pepe. Coprire e cuocere per due ore. Rimuovere il coperchio e aggiungere il formaggio cremoso, il gorgonzola e la panna. Cuocere per altri 30 minuti con

coperchio. Guarnire con pancetta croccante per servire.

Stufato di salsicce di Chorizo

Porzioni: 6
Calorie: 432
Grassi: 22g
Proteine: 28g
Carboidrati netti: 14g

Ingredienti:

- tre bicchieri di spinaci sminuzzati
- due bicchieri di patate dolci a cubetti
- due bicchieri di funghi misti tagliati in quarti
- due cucchiaini di aglio tritato
- una cipolla rossa sminuzzata
- un bicchiere di peperone rosso sminuzzato
- 450 gr di salsiccia Chorizo sminuzzata

- cinque bicchieri di brodo di manzo a basso contenuto di sodio
- un cucchiaio di succo di lime
- un cucchiaino di salvia
- un cucchiaio di concentrato di pomodoro
- un cucchiaino di origano
- un cucchiaino di sale marino
- un cucchiaino di pepe nero
- formaggio fresco per guarnire

***Procedimento:*113*

Aggiungere funghi, spinaci, peperoni rossi, cipolla, aglio e patate dolci nella pentola a cottura lenta. Mescolare a mano. Aggiungere il Chorizo sminuzzato. In una ciotola mescolare insieme succo di lime, brodo di manzo e concentrato di pomodoro. Versare nella pentola. Condire con erbe selezionate, spezie, sale marino e pepe.

Guarnire con formaggio fresco sminuzzato per servire.

Bisque cremosa di Zucca

Porzioni: 6
Calorie: 398
Grassi: 25g
Proteine: 22g
Carboidrati netti: 6

Ingredienti:

- 200 gr di pancetta cotta spezzettata
- sei bicchieri di brodo di pollo a basso contenuto di sodio
- mezzo bicchiere di cipolla gialla tagliata a dadini
- due cucchiaini di aglio tritato
- una scatola da 0,38 cl di purea di zucca (non zuccherata)
- un cucchiaino di salvia macinata
- mezzo cucchiaino di noce moscata
- un cucchiaino di sale marino
- un cucchiaino di pepe nero

- mezzo bicchiere di formaggio di capra a pezzi
- un bicchiere di fontina grattugiata
- mezzo bicchiere di panna
- guarnire con semi di zucca tostati

Procedimento:

Mettere la pancetta, il brodo di pollo, l'aglio, la cipolla, la zucca nella crock pot e mescolare bene. Condire con erbe selezionate, spezie, sale marino e pepe. Coprire e cuocere per due ore. A mezz'ora dalla cottura aggiungere la panna, la Fontina e il formaggio di capra e mescolare bene. Guarnire con semi di zucca tostati.

Conclusioni

Spero che tu e i tuoi cari possiate apprezzare e aggiungere queste ricette "flash " per cene a basso contenuto di carboidrati alla vostra dieta così da potervi saziare mentre seguite una dieta a base di pietanze a basso contenuto di carboidrati. Spero che queste ricette vi aiutino a selezionare dei cibi sani fatti in casa che potrete condividere con la vostra famiglia avendo la comodità di sapere che state scegliendo in modo saggio delle pietanze sane per i vostri cari. Queste ricette vi aiuteranno ad avere più tempo libero oltre a preparare dei pasti nutrienti per la vostra famiglia. Godetevi questi pasti a basso contenuto di carboidrati che saranno pronti e aspetteranno di essere gustati al vostro rientro a casa dopo una lunga giornata di lavoro!

www.ingramcontent.com/pod-product-compliance
Lightning Source LLC
LaVergne TN
LVHW011954070526
838202LV00054B/4919